Sarah Hölzl

Abschiedsgeschenk

Für dich

Lola,
ich habe dieses Buch für uns geschrieben.
Um unsere Reise zu würdigen.
Um mein Versprechen einzulösen.
Um zu heilen.
Und vor allem, um dir zu zeigen,
wie sehr ich dich liebe.

Ich wünsche mir sehr, dass du stolz bist
und die Veröffentlichung unseres Buches
im Himmel feierst.

Prolog

Am 19. Dezember 2016 wurde bei meiner Lola*
Leukämie im Endstadium diagnostiziert.
Die Ärzte sagten voraus, dass sie
noch etwa sechs Monate zu leben hätte.

Entgegen dieser Prognose
wurde Lola wieder gesund
und blieb es bis zu ihrem Rückfall
im September 2018.

Am 19. Dezember 2018 starb meine Lola.

Ich habe Lola auf ihrer Reise begleitet.

Damals konnte ich nicht wissen,
was die Zukunft für uns bereithielt.

Was ich aber wusste,
war, dass wir etwas brauchten,
das uns durch diese
herausfordernde Zeit tragen würde.

* Das philippinische Wort für Großmutter

Nach der ersten Krebsdiagnose
schlug ich Lola daher vor,
mit mir zusammen ein Buch zu schreiben,
sobald sie wieder genesen wäre.

Ich wollte damit
meinen Glauben daran bekräftigen,
dass alles möglich ist.
Und ich wollte meiner Großmutter sagen:
»Lola, wir stehen das zusammen durch.«

Wir sprachen sehr viel
über das gemeinsame Buch,
bis in die Details wie das Outfit,
das Lola auf dem Buchcover tragen
und welcher Lippenstift dazu
passen würde.

(Lola war eine
elegante und schicke Lady;
bei einer Modenschau hätte
sie immer den ersten Platz abgeräumt!)

Die Gespräche über das Buch ließen
uns die Zeit im Krankenhaus
besser ertragen.
Sie waren unser Treibstoff.

Vor allem gaben sie uns
die Kraft, an schweren Tagen
wieder aufzustehen und
weiterzukämpfen.

Nachdem sich Lola 2017
vorübergehend vom Krebs erholt hatte,
fiel es mir schwer, mit dem Buch zu beginnen.

Ich wartete darauf, mich bereit zu fühlen.
Die Zeit verging –
Tage, Wochen und Monate.

2018 bekamen wir dann die Nachricht,
dass der Krebs zurück war.

Ich war am Boden zerstört.
Im Gegensatz zu mir blieb Lola gelassen.

Drei Monate später sagte sie zu mir:
»Sarah, wahrscheinlich konntest du
mit dem Buch noch nicht anfangen,
weil du das Ende noch nicht kanntest.
Versprich mir, dass du unsere Geschichte
mit der Welt teilst, sobald du das Ende kennst.«

Kurz danach nahm Lola ihren letzten Atemzug.

Nach Lolas Tod wartete ich erneut darauf,
mich bereit zu fühlen.
Die Zeit verging –
Tage, Wochen und Monate.

Je länger ich wartete,
desto weniger fühlte ich mich bereit.
Je länger ich wartete,
desto mehr Angst hatte ich;
Angst, dass das Buch
nicht gut genug werden würde.

Mehr als alles andere
wünschte ich mir,
dass das Buch wie Lola wäre:
wundervoll, inspirierend und voller Liebe.

Aber ich hatte meine Gefühle
so lange kontrolliert und unterdrückt.
Ich fürchtete, was passieren würde,
ließe ich meinen Emotionen
wieder freien Lauf.

Trotz meiner Ängste
entschied ich mich dafür,
mich dem Ganzen zu stellen.
Schließlich hatte ich es Lola versprochen.

versprechen

Lola,

ich vermisse dich so sehr.
Mehr als ich es in Worten
jemals auszudrücken vermag.

Du warst mein Anker.
Selbst dann noch,
als du Krebs hattest.

Als du im Dezember 2018
starbst, hinterließest du
ein großes Loch.
Direkt in der Mitte meines
Herzens.

Ein Loch...

das mich mitten in der
Nacht aufweckt,

das es mir erschwert,
zu atmen,

das mich Heimweh
haben lässt –
selbst wenn ich zu Hause bin.

Lange versuchte ich,
dieses Loch zu ignorieren.

Denn es erschien mir
so dunkel, so tief,
so bedrohlich.

Aber ich weiß,
ich muss hineinschauen
und wirklich alles fühlen,
ganz egal, was ich dort sehe.

Allein der Gedanke daran
macht mir unbeschreiblich
viel Angst.

Aber ich glaube fest daran,
dass der einzige Weg für mich,
glücklich zu sein, dieser ist:

mir zu erlauben,
alle meine Emotionen zu fühlen.

In Liebe,
Sarah

Regenbögen

des Glücks

Regenbögen
erinnern uns auf
so wundervolle Weise
an die Geschenke des Lebens.

Lola,

erinnerst du dich?

Damals,
als ich noch ein
kleines Mädchen war,
glaubte ich
fest daran, dass
sich am Ende eines
jeden Regenbogens
ein Schatz befindet.

Unzählige Male
machte ich mich
auf die Suche,
in der Hoffnung,
ihn zu finden.

Heute,
zwanzig Jahre
später,
glaube ich,
dass der Schatz,
den ich suchte,
die ganze Zeit über
der Regenbogen
selbst war.

Denn...

ein Regenbogen
lehrt uns
so viel über
das Leben.

Auf seine ganz
besondere
Art und Weise.

Ein Regenbogen
gibt allen
seinen Farben
ihren Raum.
Nicht nur seinen
Lieblingsfarben.

Letztlich
ist es nur
die Gesamtheit
aller Farben, die
den Regenbogen
ausmacht.

Wir Menschen sind
wie Regenbögen.

Die Farben sind
unsere Gefühle.

Wenn wir
es vermögen,
all unseren Gefühlen
Raum zu geben,
nicht nur jenen,
die wir mögen...

dann sind wir
am glücklichsten.

In Liebe,
Sarah

Was bedeutet es für mich, glücklich zu sein?

Vor Lolas Tod

verband ich mit Glück
nur positive Gefühle.

Nach Lolas Tod
fiel mir aber auf,
dass ich eine Empfindung
wie Glück sogar an Tagen
verspürte, an denen
ich viel weinte,
mit Angst aufwachte und
auf das Leben wütend war.

Ich war tatsächlich glücklich,
weil ich an diesen Tagen
meine Traurigkeit, Angst
und Wut zulassen konnte,
anstatt sie wegzuschieben.

Diese Erfahrung führte
mich zu der Erkenntnis, dass
unser Glück davon abhängt,
wie sehr wir all
unseren Emotionen
ihren Raum geben.

alle Emotionen

Das Geschenk

der

Liebe

Wir können nicht
den Kampf anderer austragen,
aber wenn wir sie
aus ganzem Herzen lieben,
können wir ihnen
die nötige Kraft dafür geben.

Lola,

als wir von deinem Rückfall
erfuhren, hast du mich gebeten,
mein Leben zu leben.

Du wolltest sichergehen,
dass ich mit meinem Leben nicht
erneut pausiere, um zu versuchen, deines zu retten.

Also habe ich mich mehr
auf mein eigenes Leben konzentriert.
Ich habe mehr auf mich selbst geachtet.
Drei Monate später
bist du gestorben.

Ich weine so sehr, während ich dies schreibe.

Denn manchmal frage ich mich,
ob du noch hier wärst,
hätte ich mich nicht
an erste Stelle gesetzt.

Manchmal stelle ich
meine Coaching-Fähigkeiten infrage,
weil du dich von deinem Rückfall
nicht erholen konntest.

Manchmal fühle ich
mich sogar schuldig,
obwohl ich weiß,
dass dein Tod
nicht meine Schuld ist.

Aber, Lola, ich habe das Gefühl,
du willst nicht, dass ich meine Zeit
damit verbringe herauszufinden,
ob ich etwas anders hätte tun können.

Stattdessen wünschst du dir,
dass ich herausfinde, welche Erkenntnisse
ich von unserer Reise mitnehmen kann.

Von nun an möchte ich mich daran erinnern,
dass ich dein Leben nicht hätte retten können,
wenn ich mich selber hintangestellt hätte.

Von nun an möchte ich mich daran erinnern,
dass wenn Menschen gehen, es in den
meisten Fällen nichts mit mir zu tun hat.

In Liebe,
Sarah

Es ist schwer,

einen Menschen,
den wir lieben,
leiden zu sehen.

Es ist noch schwerer,
zu akzeptieren,
dass wir kaum etwas
dagegen tun können.

Ich erlaube mir,

auf meine eigenen
Bedürfnisse einzugehen.

Ich erlaube mir,
mich an erste Stelle zu setzen.

Ich erlaube mir,
in meinem Leben
die Hauptrolle einzunehmen.

»Menschen

werden mich verlassen oder
sogar sterben, wenn ich mich auf mein
eigenes Wohlbefinden fokussiere.«
Dieser Gedanke kam mir oft
nach Lolas Tod.

Manchmal bekam ich Angst,
wenn ich nicht genug Energie hatte,
um für meine Familie
oder Freunde da zu sein.

Manchmal fühlte
ich mich schuldig,
wenn ich einmal Nein sagte,
weil ich meine eigenen Batterien
wieder aufladen musste.

Mir wurde bewusst,
dass mich dieser Gedanke
nicht nur bedrückte,
sondern auch krank machte.

Ich hatte ständig mit Bronchitis
und Sinusitis zu kämpfen.

Mein Körper drängte mich
immer mehr dazu,
eine Pause einzulegen
und auf mich selbst aufzupassen.

Also habe ich beschlossen,
die Fürsorge und Liebe,
die ich anderen schenke,
auch mir selbst zu schenken.

Denn...

ich möchte mein Leben genießen;

ich möchte glücklich und gesund sein.

Und schließlich weiß ich,
dass es uns nur dann möglich ist,
andere zu unterstützen,
wenn wir auch
auf unser eigenes
Wohlbefinden achten.

Lasst uns einander daran erinnern,
dass wir geliebt werden.
Für das, wer wir sind.
Nicht für das, was wir geben.

Durchbruch

Eine Zeitlang

war ich überzeugt,
es sei meine Verantwortung,
Lolas Krebs zu bekämpfen,
besonders an ihren schwächsten Tagen.

Ich suchte überall
nach Möglichkeiten,
Lola zu retten.

Mein Leben fühlte sich an wie
ein nie enden wollender Marathon.
Es fühlte sich an wie ein
Wettlauf gegen die Zeit.
Ein Wettlauf, den ich nicht
gewinnen konnte.

Eines Tages hatte ich
keine Kraft mehr.
Ich brach in Tränen aus.

Denn bis dahin dachte ich,
dass Lola vor dem Tod zu retten
das Beste war,
was ich für sie tun konnte.

Als ich auf meinem Bett saß,
inmitten von Taschentüchern,
hatte ich eine Erkenntnis.

Mir wurde klar,
dass ich für jemand anderen
kein Rennen gewinnen konnte.
Denn dies war nicht meine Aufgabe.

Mir wurde klar,
dass das Beste,
was ich tun konnte,
das Gegenteil
von Wettlauf war.

Denn das kostbarste und
kraftvollste Geschenk,
das wir machen können,
ist nicht unser Wissen,
ist nicht unser Rat,
ist nicht unsere Lösung,
sondern unsere Liebe
und unsere Zeit.

Dies war der Moment,
in dem mein Zusammenbruch
sich als Durchbruch erwies.

Bedingungslose

Liebe bedeutet,
unsere Liebsten loszulassen,
damit sie frei fliegen können.

Kurz

nach Lolas Rückfall betete ich,
sie möge sich nochmals
von ihrer Krebserkrankung
erholen und noch lange leben.

Aus tiefstem Herzen
wünschte ich mir,
dass sie meine künftigen
Abenteuer miterleben würde –
vor allem wenn ich einmal heiratete
oder mein erstes Kind bekäme.

Aber weil ich Lola so sehr liebte,
mehr als Worte jemals
ausdrücken können, versuchte ich,
mein Ego beiseitezuschieben.

Statt für die Erfüllung meines
Herzenswunsches zu beten,
bat ich Gott, mir zu helfen,
seinem Plan bedingungslos
zu vertrauen und ihm zu folgen.
Denn es wusste nur er,
was für Lola am besten war.

Während Lolas letzter Wochen
erinnerte mich Gott in den
verschiedensten Situationen
daran, ihm zu vertrauen.
Zu vertrauen in sein Timing
und in seine Fürsorge für Lola.

Eine dieser Situationen ist
in meiner Erinnerung
so lebendig, als hätte sie sich
erst gestern zugetragen.

Es war der Moment,
in dem Gott mich
mit einem Glauben erfüllte,
so stark, stärker als jemals zuvor.

Es war der Moment,
in dem ich aufhörte,
das Leben
nach meinen Vorstellungen
und Plänen zu forcieren.

Es war der Moment,
in dem ich Lola
die Erlaubnis gab,
ihre nächste Reise anzutreten.

Lola war sowohl körperlich
als auch geistig erschöpft.
Ich saß neben ihr,
hielt ihre Hand und flüsterte:

»Lola, ich weiß,
dass du für mich kämpfst.
Aber du sollst wissen:
Wenn du dich irgendwann
dafür entscheidest, loszulassen,
ist das vollkommen in Ordnung.
Wir werden ohnehin
für immer zusammen sein.«

Lola lächelte.
Ich konnte sehen,
wie sich ihr Körper
zu entspannen begann.

Als hätte sie darauf gewartet,
dass ich ihr das sage.

Ich weinte und umarmte sie.
So innig.

Als hätte ich gewusst,
dass es eines der letzten Male sein würde.

loslassen

Das Geschenk

des Mutes

Mit ganzem Herzen zu reisen,
ohne die Endstation zu kennen,
erfordert viel Mut.

Basis

Eine Lebenseinstellung

zu wählen,
die uns nährt und stärkt,
ist das Fundament
unseres Mutes.

Ich lebe

nach dem Prinzip,
dass sich das Leben immer
zu unseren Gunsten entfaltet.

Auch wenn es manchmal nicht
so scheinen mag,
glaube ich wirklich,
dass das Leben
unser Freund und
nicht unser Feind ist.

Diese Lebenseinstellung
war schon immer mein Anker,
vor allem auch während
meiner Zeit mit Lola.

Sie gab mir den Mut,
Lola auf ihrer Reise zu begleiten,
ohne zu wissen,
wohin der Weg führen würde.

Sie gab mir den Mut,
an Wunder zu glauben,
auch wenn andere
mir davon abrieten.

Sie gab mir den Mut,
mich vom Leben überraschen
zu lassen, auch wenn ich mich
nach Gewissheit sehnte.

Sie gab mir den Mut,
weiterzumachen,
auch wenn ich
keinen Fortschritt
sehen konnte.

Sie gab mir den Mut,
im Heute ganz präsent
zu sein, ohne zu wissen,
ob es ein Morgen gibt.

Sie gab mir den Mut,
Lola nicht länger
festzuhalten,
als ich fühlte,
dass es Zeit war,
sie gehen zu lassen.

Nachdem Lola

gestorben war,
erreichte ich meinen Tiefpunkt.

Auf allen Ebenen.
Emotional.
Geistig.
Körperlich.
Spirituell.

Es sind nun fast zwei Jahre
seit Lolas Tod, und
ich bin so dankbar dafür,
dass es mir heute viel besser geht.

Zeit heilt wirklich alle Wunden.
Aber ich fühle mich nicht besser,
nur weil Zeit vergangen ist.

Sondern vielmehr,
weil ich den Mut aufbrachte,
mir die Zeit zu nehmen
und den Raum zu geben,
meine Wunden heilen zu lassen.
Immer und immer wieder.

Wunden heilen

Trauern ist eine intensive Reise.

Sie verlangt danach,
alle meine Gefühle
anzunehmen,

den Mut zu haben,
Nein zu sagen,
obwohl ich Angst habe,
abgelehnt und
weniger geliebt zu werden;

den Mut zu haben,
um Hilfe zu bitten,
obwohl ich Angst habe,
zuzugeben, dass ich
innerlich zerbreche;

den Mut zu haben,
schwach zu sein,
obwohl ich Angst hatte,
mein Bedürfnis
nach Kontrolle
loszulassen.

Sich für Mut anstatt
für Angst zu entscheiden,
ist schwer,
aber es lohnt sich.

Denn wenn Angst
unser Leben bestimmt,
sind wir ständig
auf der Flucht.

Während Mut uns ermöglicht,
der Flucht ein Ende zu setzen
und die Geschenke des Lebens
wirklich anzunehmen.

Zulassen

Nach einem Verlust …

erfordert es viel Mut,
sich wieder der Liebe
zu öffnen.

Lola,

als du gestorben bist,
ist mein Herz
in tausend Stücke
zerbrochen.

Mein Heilungsprozess
kam mir vor wie das
Wiederzusammensetzen
eines Puzzles.

Jedes Puzzleteil enthielt
eine andere Herausforderung,
ein anderes Gefühl,
eine andere Bedeutung.

Besonders schwierig
war es,
mein Herz
erneut der Liebe
zu öffnen.

Irgendwann hatte ich
den Mut,
meine Mauern
fallen zu lassen.

In diesem Moment belohnte
mich das Leben mit Liebe.

Mit der einen,
besonderen Liebe,
die mich zu Hause
fühlen lässt.

Bei unserem zweiten Date
sah ich einen
wunderschönen
Regenbogen
und wusste:

Das war deine Art,
mir zu zeigen,
wie glücklich du bist,
dass ich die Liebe
wieder in
mein Leben und
mein Herz
gelassen hatte.

In Liebe,
Sarah

Das Geschenk

der

Freiheit

Unsere ungeteilte Aufmerksamkeit
auf das Hier und Jetzt zu richten,
macht uns frei.

Solange wir

an die Vergangenheit
oder die Zukunft denken,
haben wir keinen Blick für die Geschenke,
die uns das Leben hier und heute macht.

Hier und Jetzt

Lola,

ich schäme mich zuzugeben,
dass ich nach deinem Rückfall
manchmal wünschte,
es wäre bald vorbei.

Die Ungewissheit
ließ mich
innerlich zerbrechen.

Jedes Mal,
wenn wir auf deine Blutwerte
warteten,
hatte ich Angst.

Jedes Mal,
wenn mein Telefon klingelte,
hatte ich Angst,
die Nachricht deines Todes zu erhalten.

Oft ging ich aus deinem
Krankenzimmer,
um heimlich
zu weinen,
so schwer
war mein Herz.

Oft konnte ich nicht atmen,
aus Angst vor deinem letzten Atemzug.

Es tut mir
wirklich leid,
dass ich mir
in diesen Momenten
Sorgen um das Morgen machte,
anstatt dankbar zu sein,
dass du immer noch da warst.

In Liebe,
Sarah

Jederzeit

haben wir die Möglichkeit,
uns von unseren Ketten
zu befreien.

Wenn Lola

an nichts als ihren Krebs
denken konnte, brachten
ihre Gedanken sie:

an einen Ort, an dem sie
kaum atmen konnte, weil ihr...

die Ketten der Hilflosigkeit
so fest um den Hals lagen;

an einen Ort, an dem sie sich
wie gelähmt fühlte, weil sich...

die Ketten der Traurigkeit
um ihren einen Arm,

die Ketten des Zorns
um den anderen legten,

die Ketten der Frustration
um ein Bein und

die Ketten der Angst
um das andere.

In diesen Momenten
legte ich ihre Hand
in meine und sagte:
»Lola, bitte schau mich an.«

Als ihre Augen meine trafen,
atmete ich durch die Nase ein
und langsam durch den Mund
wieder aus und bat sie,
es mir für ein paar Minuten gleichzutun.

Dies brachte Lola normalerweise
zurück an einen Ort,
an dem sie ihren unruhigen Geist besänftigen
und ihr bedrücktes Herz erleichtern konnte.

Lola lag oft in Ketten,
als sie das erste Mal Krebs hatte,
aber auch während
der vierzehn Monate danach,
in denen sie krebsfrei war.

Es brauchte einen Rückfall,
um sie verstehen zu lassen,
dass es nicht der Krebs war,
der sie in Ketten legte,
sondern sie selbst.

Die ganze Zeit über war es nicht
der Krebs, der sie
in seinem Klammergriff hielt,
sondern ihr Geist.

Diese Erkenntnis veränderte Lola grundlegend.

In den letzten drei Monaten nach ihrem Rückfall
lag Lola kaum noch in Ketten.

Während die meisten in unserer Familie
Angst vor ihrem Tod hatten,
konzentrierte sich Lola auf die Geschenke,
die das Leben ihr bis dahin machte.

Die Möglichkeit, in ihrem eigenen Bett zu schlafen.
Frische Blaubeeren auf ihrem Porridge.
Mit mir einen Spaziergang zu machen.
Kraft genug zu haben, um in die Kirche zu gehen.

In den letzten drei Monaten verwandelte sich
Lolas Geist von ihrem Feind in ihren Freund.

Dies gab ihr die Freiheit,
die Ketten zu durchbrechen,
selbst in den Augenblicken,
in denen sie sich gefangen fühlte.

Die Dunkelheit

nimmt uns nie
die Freiheit,
die Schönheit
der Nacht zu sehen.

Nur wenn wir

loslassen,
sind unsere Hände frei,
die Geschenke
des Lebens zu empfangen.

Lola,

an manchen Tagen hatte ich
solche Angst, dich zu verlieren,
dass ich es nicht wagte,
auch nur für eine Sekunde
von deiner Seite zu weichen.

An diesen Tagen
bemühte ich mich so sehr,
die Kontrolle zu behalten
über das Leben und alles,
was auf uns zukam.

Ich hatte Angst, dass sonst
etwas Schreckliches passieren könnte.

Etwas, das dein Leben beenden würde.

Rückblickend waren
diese Tage die schwierigsten.

Es kostete so viel Energie, ständig
alles unter Kontrolle haben zu wollen,
und es kostete noch viel mehr Energie,
wieder zu positiven und stärkenden
Gedanken zurückzukehren.

Gedanken, die mir den Mut gaben,
meinen Griff zu lockern
und dein Leben sich
auf natürliche Weise
entfalten zu lassen.

Auf unserer Reise
musste ich immer wieder
Gedanken loslassen,
die mich belasteten –
Gedanken, die mich
nicht nur den Tod,
sondern auch das Leben
fürchten ließen.

Immer und immer wieder
verlangte unsere Reise von mir,
mich stattdessen
für Gedanken zu entscheiden,
die mir den Mut gaben,
dem Leben zu vertrauen,
seinem Timing und seiner Richtung.

In Liebe,
Sarah

Das Geschenk

der Traurigkeit

Die Heilung
unseres gebrochenen Herzens
beginnt mit dem Glauben daran, dass
wir uns all unseren Emotionen stellen können.

Inniger Wunsch

Als Lola

Krebs hatte, sah ich es
als meine Verantwortung,
für sie stark zu sein.

Ich umarmte sie,
während ich selbst
so sehr einer Umarmung
bedurft hätte.

Ich hörte ihr zu,
während ich mich selbst
nach einer Person zum Reden
und Anlehnen sehnte.

Ich wischte ihre Tränen weg,
während ich selbst
weinen wollte,
und lächelte stattdessen.

Ich dachte,
stark für Lola zu sein,
hieße, meine Angst
und Traurigkeit
für mich zu behalten.

Bis zu jenem Tag, an dem ich
keine Kraft mehr hatte,
meine Gefühle zu verstecken.

Ich saß neben Lola
in ihrem Krankenzimmer
und brach in Tränen aus.

Ich konnte
nicht mehr aufhören
zu weinen,
weil ich meine Tränen
so lange Zeit
zurückgehalten hatte.

Ich erzählte Lola,
wie viel Angst ich hatte,
sie zu verlieren, und
wie traurig ich war,
dass sie nun bei
meiner Hochzeit
nicht dabei sein würde.

Da umarmte mich Lola,
hörte mir zu
und wischte
meine Tränen weg.

Sie lächelte und sagte:

»Schatzilein,
ich bin so dankbar
für diesen Moment.

Dich weinen zu sehen,
zu wissen, dass auch
du Angst hast,
bedeutet, dass auch ich
diese Gefühle haben kann,
ohne mich dafür
schuldig zu fühlen.

Bis jetzt habe ich mich
schuldig gefühlt,
weil ich dachte,
ich wäre schwach.

Aber du hast mir gezeigt,
dass es menschlich ist,
Angst zu haben.«

Traurigkeit

möchte gefühlt und
nicht durch Ablenkungen
vermieden werden.

Lola,

in den ersten
sechs Monaten nach
deinem Tod
schien meine Traurigkeit
unendlich zu sein.

Ich habe immer wieder
verzweifelt versucht,
meine Traurigkeit
in den Griff zu bekommen,
aber sah mich
einfach nicht in der Lage,
mit dieser Menge an Traurigkeit
umgehen zu können.

Ich fühlte mich so hilflos,
und immer, wenn ich
mich von Traurigkeit
überwältigt fühlte,
aß ich Schokolade.

Schokolade war
meine Ablenkung
von dem tiefen Loch
in der Mitte meiner Brust.

Schokolade gab mir Trost,
als ich ihn brauchte.

Schokolade verursachte
aber auch gesundheitliche
Probleme und Gewichtszunahme.

Nachdem ich sechs Kilo
zugenommen hatte und
ständig krank war,
wusste ich, dass ich
nur dann wieder
gesund würde,
wenn ich mich meiner
Traurigkeit stellte.

Im Laufe der Zeit lernte ich,
mir zu erlauben,
traurig zu sein
und meinen Gefühlen
freien Lauf zu lassen.

In den Armen eines anderen Menschen zu weinen.
Mit meinem Hund spazieren zu gehen.
Zeit in der Natur zu verbringen.
Unser Buch zu schreiben.
Darüber zu sprechen.

Heute,
zwei Jahre
nach deinem Tod,
scheint meine Traurigkeit
noch immer unendlich zu sein.

Aber heute
fühle ich mich
nicht mehr so hilflos.

Denn nun weiß ich,
dass ich stark genug bin,
mein Herz zu tragen,
wenn es schwer wird.

Heute
glaube ich,
dass Traurigkeit
nicht von außen
repariert werden kann,
weil sie im Inneren
gefühlt werden möchte.

In Liebe,
Sarah

Wir können

nur dann mit leichtem Gepäck reisen,
wenn wir unseren
emotionalen Ballast
loslassen.

Lola,

der Traurigkeit aus dem Weg
gehen zu wollen, fühlt sich an,
als würden wir überall einen
Rucksack mit uns herumtragen.

Je länger wir unsere Traurigkeit meiden,
desto schwerer wird der Rucksack.

Im Laufe der Zeit habe ich gelernt,
dass es im Leben nicht darum geht,
die Kraft aufzubauen,
diesen schweren Rucksack zu tragen,
sondern vielmehr den Mut zu finden,
ihn zu öffnen und allem,
was wir dort finden, Raum zu geben.

Dies ermöglicht uns,
den Ballast loszulassen.
Nicht nur den emotionalen,
sondern auch den körperlichen.

In Liebe,
Sarah

Das Geschenk

der Wut

Auf der Strecke von der Wut
zum Frieden müssen wir
die Brücke der Akzeptanz überqueren.

Wut hat mir

geholfen,
die Eigenschaften
anzunehmen,
die ich am wenigsten
an mir mag.

akzeptieren

Am Anfang

meines Trauerprozesses
war ich oft wütend –
wütend auf das Leben,
wütend auf andere und
manchmal sogar wütend
ohne Anlass.

Ich habe mit mir selbst gerungen,
weil Wut eine neue Seite von mir enthüllte.

Eine Seite, die ich nicht mochte.
Eine Seite, vor der ich Angst hatte,
sie anderen zu zeigen.

Die Menschen in meinem Umfeld waren es gewohnt,
dass ich positiv und aufmunternd war,
aber wenn ich wütend wurde, war ich schnippisch,
ungeduldig und schnell verletzt.

Ich fürchtete, die anderen
mit meinem wütenden Verhalten zu vertreiben.

Glücklicherweise hat aber keiner meiner Lieben
mich verlassen.

Einen Menschen jedoch gab es, der mich
nur liebte, wenn ich liebevoll, fürsorglich,
verständnisvoll und nett war.

Dieser Mensch kritisierte
meine wütende Seite und
machte mich nieder,
weil ich nicht perfekt war.

Dieser Mensch war ich.

Eines Tages, als ich gerade
wieder wütend und
sehr niedergeschlagen war –
nicht nur wegen Lolas Tod,
sondern auch, weil ich mich selbst
so schlecht behandelte –
wurde mir klar, dass es
nur eine Möglichkeit gab,
wenn ich wieder aufstehen
und glücklich sein wollte.

Ich musste anfangen,
einverstanden zu sein mit
all meinen Gefühlen,
all meinen Stimmungen
und vor allem, mit mir selbst.

Lola,

als du
gestorben bist,
war ich so wütend
und traurig, dass wir
den Kampf gegen Krebs
verloren hatten.

Ich war so wütend und
traurig, dass ich dir
nicht mehr helfen konnte.

Heute
glaube ich, dass
»den Kampf gegen Krebs«
zu gewinnen...

manchmal bedeutet,
den Krebs
zu überleben,

während es
ein andermal bedeutet,
den Mut aufzubringen,
eine neue Reise
anzutreten.

Heute
glaube ich auch, dass
»für andere dazusein« ...

manchmal bedeutet,
ihnen zu helfen,
länger am Leben
zu bleiben,

während es
ein andermal bedeutet,
ihnen zu helfen,
loszulassen.

Dieser Perspektivwechsel
hat es mir ermöglicht,
weniger wütend zu sein
und zu akzeptieren,
dass ich alles
getan habe,
was ich für dich
tun konnte.

In Liebe,
Sarah

Wenn wir

unsere Wut loslassen wollen,
müssen wir akzeptieren,
was passiert ist.

Vergangenheit

Liebes Leben,

nach Lolas Tod war ich
sehr wütend auf dich.

Ich war so verletzt und
ich konnte nicht verstehen ...

wie du Lola von mir
wegnehmen konntest;

warum ein so liebenswerter Mensch
wie sie an Krebs sterben musste und

wie ich nach all dem jemals
wieder glücklich sein könnte.

Ich war wütend auf dich,
bis ich den wahren Grund
für meine Wut verstand.

Ich war wütend auf dich,
weil ich egoistisch war.

Ich habe nur darüber nachgedacht,
wie viel Schmerz Lolas Tod
mir verursacht hat.

Ich habe aber nicht darüber nachgedacht,
von wie viel Schmerz Lolas Tod
sie befreit hat.

Das zu erkennen,
hat mir nicht nur geholfen,
meine Wut loszulassen,
sondern schließlich auch,
Lolas Tod zu akzeptieren.

Heute wünsche ich
immer noch oft,
Lola könnte physisch
anwesend sein;

aber gleichzeitig bin ich
dankbar dafür, dass Lola
an einem Ort ist,
an dem sie auf uns
aufpassen kann.

Ganz ohne Schmerzen.

In Liebe,
Sarah

Das Geschenk

der Angst

Unser Glück hängt sehr davon ab,
wie wir uns und andere behandeln,
wenn wir Angst haben.

An etwas

zu glauben,
bedeutet
nicht unbedingt,
religiös zu sein.

Es bedeutet...

dass wir
uns entscheiden,
auf etwas
zu vertrauen.

Auf etwas...

das uns tröstet,
wenn wir Angst haben,

das uns aufrichtet,
wenn wir
am Boden
zerstört sind,

das uns Kraft gibt,
wenn wir schwach sind.

Mitten im Sturm

war Lolas Anker immer
ihr Glaube an Gott.

Sie hatte Angst,
als die Wellen über ihr
zusammenbrachen.

Aber bedingungsloses Vertrauen
in Gottes Plan gab ihr
Geborgenheit und Hoffnung.

Selbst in den dunkelsten Stunden.

Herz

Lola,

du bist der mutigste Mensch,
den ich je getroffen habe.

Vor allem,
weil du dein liebevolles Herz
auch dann nicht verschlossen hast,
als du Angst hattest.

In Liebe,
Sarah

Nachdem Lola

gestorben war...

hat die Liebe so oft
an meine Tür geklopft.

Manchmal lauter.
Manchmal leiser.

Aber immer aus demselben Grund.

Sie wollte hereingelassen werden.

Lange konnte ich die Tür nicht öffnen.

Ich hatte zu viel Angst...

wieder jemanden zu verlieren;
wieder tief verletzt zu sein;
wieder innerlich zu zerbrechen.

Aber so sehr
ich auch Angst hatte,
so sehr wollte
ich auch wieder lieben.

Weil das Leben kalt wird,
wenn wir das,
was uns warm hält,
ausschließen.

Und egal, wie viel Angst wir haben,
steht uns die Wahl immer frei,

unsere Türen verschlossen zu halten,
um uns im Gefängnis unserer Ängste
zu verstecken,

oder

die Türen zu öffnen im Vertrauen,
dass wundervolle Dinge auf uns warten.

Heute habe ich immer noch Angst,
aber ich werde weiterhin
statt der Angst die Liebe wählen.

Es ist...

manchmal einfacher.
manchmal schwieriger.

Aber es lohnt sich immer.

Unsere Ängste

zeigen uns die Wunden,
die noch Heilung brauchen.

Zeichen

Ich habe

Angst vor dem Tod.
Nicht vor meinem eigenen,
aber vor dem der anderen.

Eine Zeitlang
wollte ich jung sterben,
noch vor allen meinen Lieben,
weil ich wegen weiterer Verluste
nicht mehr trauern wollte.

Nach Lolas Tod
hielt ich Trauer
für die schmerzhafteste,
anstrengendste und
erdrückendste Erfahrung.

Aber irgendwann
wurde mir klar, dass dies
nur eine einseitige Sichtweise war.

Denn ungeachtet dessen,
wie schmerzhaft Trauer ist,
letztendlich ist sie
auch ein schönes Privileg.

Weil Trauer bedeutet,
dass wir das Wunderbarste
erleben durften:
das Geschenk der Liebe.

Dies zu verstehen
hat mir geholfen,
dankbar zu sein
für die Tage,
die noch vor mir liegen,
anstatt zu hoffen,
dass sie bald vorbei sein mögen.

Das Geschenk

der Freude

Ein Leben voller Freude zu führen,
ist eines der schönsten Geschenke,
die wir der Welt machen können.

Lola hat

so vielen Menschen
Freude bereitet.

Nicht nur
ihrer Familie,
ihren Freunden
und Patienten,
sondern auch Fremden.

Während ihrer Zeit
im Krankenhaus
erhellte Lola
jeden Raum,
den sie betrat.

Mit ihrer positiven Energie
und ihrer liebevollen Ausstrahlung,
mit ihrem gewinnenden Lächeln.

Wenn sie
lächelte,
teilte und
versprühte sie
so viel Freude.

Wenn sie lächelte,
inspirierte sie andere,
es ihr nachzutun.

Und am wichtigsten...

Jedes Mal,
wenn Lola lächelte,
erinnerte sie die Welt daran,
dass, egal was wir durchmachen,
es immer einen Grund zu lächeln gibt.

Sieg

Wenn wir
uns entscheiden,
das Leben zu genießen,
unabhängig von
unseren Kämpfen,
gewinnen wir immer.

Lola,

selbst an deinen regnerischsten Tagen
hast du dir vom Krebs die Freude
nicht nehmen lassen.

Du warst dankbar für das Privileg,
einen weiteren Tag leben zu dürfen,
und hast dich auf die
kleinen Geschenke
entlang des Wegs
konzentriert.

Ich bin sehr stolz,
dass du etwas geschafft hast,
was die meisten Menschen
selbst ohne Krebs nicht schaffen:

das Leben,
das kostbarste Geschenk,
mit allem, was es zu bieten hat,
wertzuschätzen.

In Liebe,
Sarah

Ein dankbares Herz hilft

uns, auch in herausfordernden Zeiten Freude zu empfinden.

Sechs Monate

nachdem Lola gestorben war,
dachte ich zum ersten Mal
eine ganze Weile nicht an ihren Tod.

An diesem Tag lachte ich,
amüsierte mich,
und mein Herz war viel leichter.

Sobald mir das aber bewusst wurde,
fühlte ich mich zutiefst schuldig.

Schuldig...

weil ich lächelte
und nicht weinte,

weil ich mich amüsierte
und nicht litt,

weil mein Herz leichter
und nicht mehr so schwer war.

Tränen liefen mir übers Gesicht,
als mir diese Gedanken kamen.

Aber in diesem Moment
verstand ich, dass ich
mich schuldig fühlte,
wieder Freude
zu empfinden.

Und in diesem Moment
traf ich eine sehr
wichtige Entscheidung:

Ich durfte glücklich sein,
auch wenn Lola nicht mehr
am Leben war.

Das Geschenk

des

Friedens

Wenn unser Leben
auf einem Fundament
inneren Friedens basiert,
verleiht uns dies die Kraft,
schwierige Zeiten zu meistern.

Innerer Frieden

beginnt in dem Moment,
in dem wir unsere Gedanken
für und nicht gegen uns arbeiten lassen.

Egal vor

welchen Herausforderungen
wir stehen, es lohnt sich immer,
unser inneres Sorgenkind
in einen Krieger zu verwandeln.

Denn egal,
was uns Angst
und Sorgen macht,
es lohnt sich immer...

Hoffnung zu haben,
auch wenn uns
alles hoffnungslos erscheint,

auf einen Regenbogen
zu warten, auch während
des schlimmsten Sturms.

Und es lohnt sich immer...

das Leben positiv
zu betrachten, auch
wenn das Ende
nahe ist.

Ruhe

Wenn nichts

unausgesprochen bleibt,
können unser Geist und
unser Herz in Frieden sein.

Lola hat mich

immer ermutigt,
meine Gedanken und
Gefühle mitzuteilen.

Es kann schwierig sein,
Gespräche von
Herz zu Herz
zu führen.

Es kann schwer sein, zuerst
»Ich liebe dich« zu sagen.

Es kann schwer sein, auszudrücken:
»Ich bin verletzt«.

Es kann schwer sein, zuzugeben:
»Ich brauche Hilfe«.

Aber es ist noch schwieriger,
all das für uns zu behalten.

Es hält unseren Geist davon ab, ruhig zu sein.
Es hält unser Herz davon ab, offen zu sein.
Es hält unsere Seele davon ab, frei zu sein.

Und selbst wenn ein Gespräch anders
verläuft als erhofft, glaube ich,
dass wir dennoch belohnt werden,
wenn wir es wagen, mitzuteilen,
was wir fühlen und denken.

Wir laden nicht nur
mehr Glück in unser Leben ein,
sondern ermöglichen anderen,
uns besser zu verstehen und eine
tiefere Bindung zu uns aufzubauen.

Lola,

wir haben eine
so besondere Verbindung,
wir haben zusammen erlebt,
wie sich der Kreis des Lebens schließt.

Auf so schöne Weise.

Ich war dabei,
als du deinen letzten Atemzug nahmst.

Du warst da,
als ich meinen allerersten tat.

Du warst da,
als ich zum ersten Mal meine Augen öffnete.

Ich war da,
als du deine zum letzten Mal geschlossen hast.

Das Wissen,
dass unsere Verbindung
für immer bleiben wird,
hat mir geholfen,
dich gehen und
in Frieden ruhen zu lassen.

Ich liebe dich

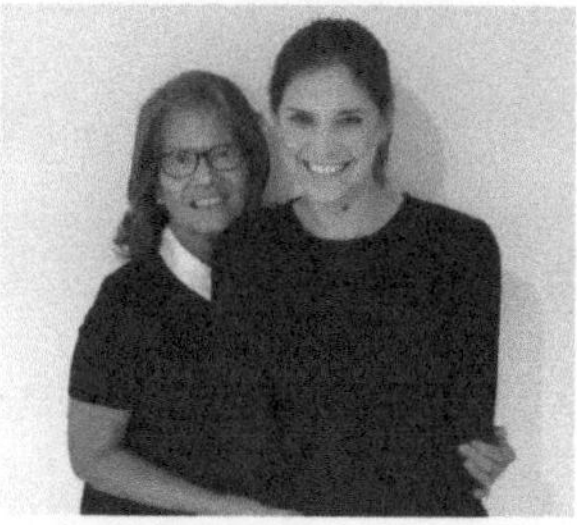

I love you

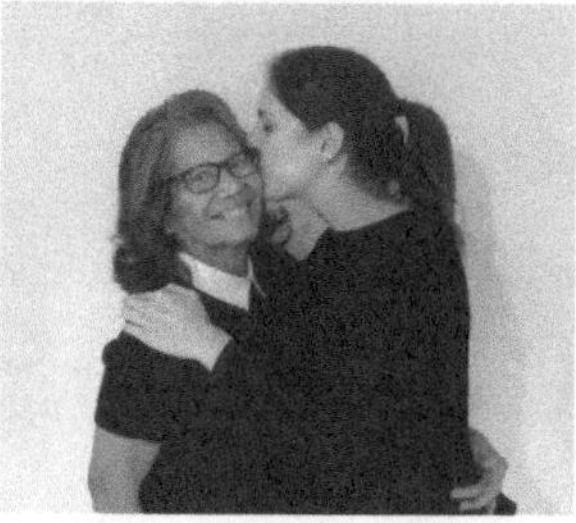

Mahal kita

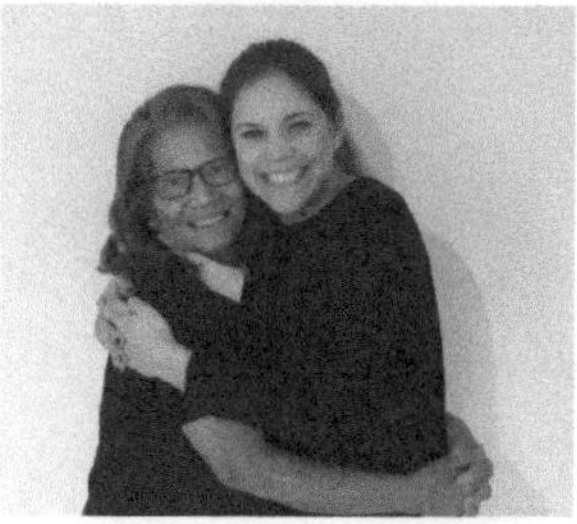

Deine Sarah

von Herzen

Lola,

danke.

Dass ich Teil deiner Reise sein durfte.

Dass du mir gezeigt hast,
dass Glaube wirklich Berge versetzen kann.

Dass du mich immer bedingungslos geliebt hast.

Dass du immer an meine Fähigkeiten geglaubt hast.

Dass du bis zu deinem letzten Atemzug gekämpft hast.

Und vor allem dafür,
dass du mir geholfen hast,
der Mensch zu werden,
der ich heute bin.

Du warst und bist die beste Lola,
die ich mir je wünschen konnte.

In Liebe,
Sarah

Danke

Thank

you

Salamat

Mama und Papa,

ihr habt mich ermutigt,
mich meinen größten Ängsten
zu stellen:

dieses Buch zu schreiben,
obwohl ich fürchtete,
dass es nie gut genug
werden würde;

meiner Trauer ihren
Raum zu geben,
obwohl ich fürchtete,
dabei zu zerbrechen;

dank euch
weiß ich jetzt,

dass alles, was ich
mit ganzem Herzen mache,
immer genügen wird, und

dass ich die Kraft habe,
selbst den tiefsten Schmerz
zuzulassen.

Florian und Constantin,

das größte Geschenk,
das ihr mir macht,
ist, dass ihr mich
in allen Lebenslagen
so liebt, wie ich bin.

Lukas,

du hast mir mit deiner
bedingungslosen Liebe
unbeschreiblich
viel Kraft, Vertrauen
und Zuversicht
für den Endspurt
dieses Buches gegeben.

Danke
an alle Menschen,
die für mich da sind
und mich auf meinem Weg
bestärken, inspirieren
und begleiten.

MIX
Papier
FSC® C014496

1. Auflage

Gesetzt aus der Minion Pro
Satz: CH Communications GmbH
Covergestaltung: CH Communications GmbH
Druck und Bindearbeiten: GGP Media GmbH, Pößneck
Printed in Germany
ISBN: 978-3-96161-114-0